Camí Vegà

Més que una dieta,

un estil de vida.

Anna Mª Berenguer Jové

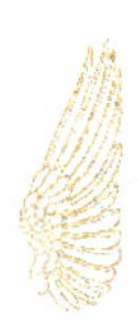

Anna Mª Berenguer Jové   2023

Índex

Introducció.

PER QUÈ AQUEST LLIBRE?

Escric aquest llibre com una manera de donar resposta a molta gent que fiquen cara estranya quan dic que soc vegetariana.

Al començament, quan feia poc que havia adoptat aquest estil de vida, sols ho sabia la família. Fins aquí no hi havia cap problema. El "problema" era poder-ho explicar a la feina i a la gent que m'envoltava.

De primer ho portava com amagat, no ho deia obertament. Sempre he tingut la sensació que se'm considerava un "bitxo estrany", una "rareta", ser vegetariana, a més, ho corroborava.

Recordo una vegada, estava a casa d'una amiga. Em va convidar a dinar. Jo no vaig gosar a dir que era vegetariana, no volia causar problemes ni maldecaps. Va fer conill per dinar. No vaig gosar dir que no, per por a ofendre-la. Vaig vomitar al cap d'unes hores i vaig estar malament durant tota una setmana.

No m'ha tornat a passar mai més. Ara ho dic obertament: Soc vegetariana i quasi vegana. No menjo carn, ni moltes altres coses.

Quan ho vaig començar a dir a la feina, que és on passo més hores, els va estranyar i no ho entenien, ni ho entenen encara ara.

Em van començar a fer preguntes i, fins i tot, semblava que em renyaven. Recordo que una companya de feina, al dir-li que tampoc bevia llet va cridar-me, amb to autoritari :

Quan siguis gran tindràs osteoporosi!!!.

Ja ho veurem! Després t'explicaré perquè no patiré osteoporosi.

La pregunta més freqüent que m'han fet i que sempre m'ha deixat bocabadada:

Si no menges carn, què menges?.

Com si no hi hagués res més fora de la carn.

I pollastre, què en menges?

És una altra pregunta que encara no he entès. Si dic que no menjo carn, per què pensen que menjo pollastre? És que el pollastre no és carn?

I seguint amb el tema de que no menjo carn, hi ha la pregunta estrella:

I no ho trobes a faltar?. No saps el que et perds!

No!. No ho trobo a faltar. I no hi perdo res, si de cas sé el que hi guanyo.

Una altra pregunta estranya que m'han fet:

Si em faig vegetariana, estaré prima com tu? Tots els vegetarians esteu prims.

Aclareixo que jo ja estava prima abans de fer-me vegetariana. Fer-se vegetarià per voler aprimar-se és un error, segons el meu punt de vista. Jo em vaig tornar vegetariana a través d'un procés de pressa de consciència. Ja t'ho aniré explicant.

També et puc assegurar que hi ha vegetarians que estan grassonets. Una cosa és ser vegetarià / vegà i una altra menjar sà. Són conceptes que generalment estan lligats, però no sempre. Sovint es confonen.

Quan em feien totes aquestes preguntes, no tenia ni ganes ni temps de fer tantes explicacions. Penso que el lloc adient per poder explicar-me sense restriccions és a través d'un llibre.

COM ARRIBO A SER VEGETARIANA.

En el meu cas, l'arribada al vegetarianisme va ser fruit d'un procés gradual.

He de confessar que mai havia tingut la idea de ser vegetariana, mai se m'havia acudit. Jo era de les persones que portaven una dieta variada on incloïa carn sovint. Quan em vaig casar també vaig aprendre a fer tota mena de plats amb carn. Jo cuinava, i també menjava: peus de porc, estofats de vedella, el típic llomillo amb llibret, callos, llonganissa, botifarra, conill, pollastre, corder,.... Ho sabia cuinar de diferents estils i he de confessar que no ho feia pas malament.

Ara quan hi penso per escriure aquests llibre, no entenc com m'ho podia menjar.

Vaig començar pensant en la salut de les meves filles, que aleshores eren petites. Jo em considerava bona mare i pensava que donava una alimentació sana i equilibrada a les meves filles. Un dia vaig començar a llegir les etiquetes dels productes més habituals que comprava, sobretot a les nenes.

Al llegir les etiquetes vaig comprovar que hi havia ingredients que no entenia i que estava comprant productes que contenien molts additius. Vaig trobar un llibre que parlava dels additius, en aquells moments jo encara no tenia internet ni ordinador.

I, a partir d'aquest neguit per alimentar de manera sana les meves filles, va començar tot un procés que avui dia encara continua.

Sé que pot resultar estrany que de llegir les etiquetes dels productes que més utilitzava acabi sent quasi vegana. Però és un procés d'anar filant cada cop més prim.

En un llibre, d'aquests que en diuen d'autoajuda, que vaig llegir, hi havia un capítol titulat "Afilar la serra". Stephen R. Covey <u>Los 7 hábitos de la gente altamente efectiva.</u> Ve a explicar el que us acabo de dir. Cada dia anar filant més prim, anar renovant-se constantment, anar millorant poc a poc en tots els aspectes de la vida. De fet és un procés que no té fi i que dura tota la vida.

1. Consideracions

QUÈ S'ENTÉN PER VEGETARIÀ?

Quan entrem en el món del vegetarianisme i veganisme trobem molta confusió i molt enrenou. Per què?

Perquè, per dir-ho d'alguna manera, hi ha molts nivells i molts tipus de persones vegetarianes. I cal, també, diferenciar vegetarià de vegà. No és el mateix.

Important!! Una persona que no menja carn, no és vegetariana. Simplement, no menja carn. Ser vegetarià implica molt més.

Per començar: Una persona vegetariana , a més a més de no menjar carn, no menja peix, ni marisc, ni d'altres animals del mar, ni tampoc llet ni cap tipus de lactis, ni ous.

Un vegetarià és, estrictament, una persona que porta una dieta basada en aliments d'origen vegetal. Aquí, però, hi trobem unes peculiaritats que ens porten a diferents tipus de vegetarians:

- Ovolactovegetarians. Són els que accepten, dins de la seva dieta, els ous i els lactis.

- Lactovegetarians. Aquests sols accepten els lactis, dins de la seva alimentació, però no els ous.

- Ovovegetarians. Són els que mengen ous, a més a més dels vegetals, però no consumeixen lactis.

- Vegetarians estrictes. No mengen carn, per descomptat, ni peix, ni lactis, ni ous, ni tampoc mel.

- Vegans. El mateix que els vegetarians estrictes, però, a més a més, no consumeixen productes provinents dels animals com ara: llana, cuir, productes testats amb animals.
  El veganisme descriu un estil de vida més que una dieta. Eviten tots els productes d'origen animal en tot l'àmbit de consum: productes d'higiene, roba, calçat, neteja i parament de la llar,... Hi ha una forta implicació ètica vers els animals i de cura amb el medi ambient.
  Cal tenir en compte que tots els vegans són vegetarians estrictes, però no tots els vegetarians estrictes són vegans.

- Crudivegans. Aquests encara filen més prim. Són els que s'alimenten bàsicament d'aliments crus, o que no hagi estat cuit per damunt dels 42º o 45º. Hi ha qui pensa que la dieta més sana seria la que inclogués un 80% d'aliments crus i sols 20% de cuinats.

- Frugívor o fructarià. Per acabar aquest apartat tenim els que sols s'alimenten de fruita, generalment de temporada i de proximitat.

Com veus n'hi ha per triar i remenar. En tens per tots els gustos. I encara m'he deixat d'altres, però no et vull complicar tant la vida.

Què és ser vegà, doncs? És una mentalitat, una manera de pensar, una filosofia, que et fa qüestionar el teu estil de vida. La qual cosa et porta a fer canvis de consum i, evidentment, en la teva manera d'alimentar-te. És més que una dieta, és un compromís.

Mentalitat ⟶ Estil de vida ⟶ Dieta

La Vegan Society defineix el veganisme com un estil de vida que exclou tota forma d'explotació i crueltat en vers els animals e inclou la reverència i el respecte per la vida.

Pels vegans és una evidència que els productes d'origen animal són opcionals, supèrflues i perjudicials. Consideren que nutritivament no és necessari consumir-los.

ÉS UN PROCÉS.

Per mi, fer-se vegetarià o vegà és un procés de presa de consciència gradual. En el meu cas el podria resumir en tres punts importants:

- Eliminar els productes precuinats, enllaunats, processats, congelats, sal refinada, edulcorants varis, els additius,...

- Reduir progressivament el consum de carn, peix, ous, lactis.

- Introduir més productes frescos, vegetals, fruita, productes naturals, ecològics, aliments nous fins ara desconeguts com el mill, l'amarant, el tofu, els alvocats,...

El meu procés cap al món vegetarià va començar amb la preocupació per l'alimentació que donava a les meves filles.

Aquesta preocupació em va dur a llegir les etiquetes dels productes més habituals que comprava per a elles. En aquelles etiquetes vaig veure informació que no sabia què era: les famoses E (els additius).

Vaig buscar informació sobre els additius. En aquells temps no tenia ordinador i per tant em vaig comprar un llibre que explicava què eren els additius, quants n'hi havia i els efectes que tenien sobre la salut.

A partir d'aquesta informació, vaig començar a eliminar de la nostra dieta habitual els productes més sospitosos i amb més additius. Generalment són els més processats. Vaig eliminar: petit siusse, natilles, la majoria de postres lactis, salsa de tomata, tota classe d'embotits, el pa bimbo, la bolleria.

D'aquí vaig acabar eliminant la llet i els lactis en general, incloent el formatge.

A mesura que eliminava productes processats, n'introduïa, de manera gradual, productes integrals i ecològics, com l'arròs integral.

La meva intenció, quan volia millorar l'alimentació familiar, no era tornar-me vegetariana o vegana. Però, a poc a poc, vaig anar tirant per aquest estil de vida.

Progressivament vaig reduir la ingesta de carn que ja venia envasada, i sobretot dels embotits, després li va tocar a la carn de qualsevol tipus.

Al mateix temps vaig augmentar el consum de fruita, verdura, hortalisses i llegums.

Això va ser al mateix temps que reduïa el consum de sucre de qualsevol tipus.

També vaig anar espaiant les compres a les grans superfícies per comprar més sovint en petites botigues de productes naturals i ecològics.

La reducció de peix i ous ja em va costar més.

Finalment quasi he eliminat el gluten de la meva dieta, per motius d'intolerància.

Cada persona té una situació de salut i personal diferent, per tant el seu procés serà més o menys llarg, i els seus primers passos poden ser uns altres. Pot ser més llarg, més curt, més radical, més suau,...

Jo aconsello que sigui progressiu i sempre molt personal, adaptat a cada situació.

MOTIUS.

Quan entres en aquest procés de voler millorar la teva alimentació, d'investigar què cal saber i com fer-ho, acabes trobant motius que t'empenyen més i més cap a un estil de vida vegetarià i més endavant vegà.

Hi ha diferents tipus de motius. El més típic és per la salut. Però n'hi ha més. Analitzem-los un moment:

<u>**Fisiològics.**</u>

Tradicionalment, s'ha inclòs als humans dins del grup dels omnívors. O sigui, dins del grup de mamífers que poden alimentar-se de tota classe d'aliments: tant d'animals com de plantes.

Per tant el nostre organisme estaria capacitat per a una alimentació variada i diversa.

Però hi ha persones que destaquen que fisiològicament no estem adaptats per al consum de productes animals.

Com són els carnívors?

Aquests tenen una cavitat bucal gran, amb una mandíbula forta. Les seves dents estan separades per a que les restes d'aliments no se'ls quedin enganxades. Tenen incisius curts i punxeguts, canins allargats i queixals afilats com una serra. Tenen una gran força mossegant.

La seva saliva no té enzims digestius.

Al menjar, s'empassen el tros de carn de pressa i sense mastegar. Engoleixen.

El seu estómac és simple, gran i genera molt àcid per a poder digerir la gran quantitat de carn.

El seu intestí prim és petit i curt.

L'intestí gros també és simple i curt, com un cilindre llis i es dedica sols a la putrefacció.

Com són els herbívors?

Tenen una musculatura facial desenvolupada, amb llavis carnosos, boca petita, llengua muscular i grossa. Mandíbula que es mou més que la dels carnívors.

Les dents estan juntes. Els seus incisius són plans. Els queixals llisquen per a moldre l'aliment. Mastiquen el seu aliment, l'empenyen cap endavant i endarrere ajudant-se de la llengua i les galtes.

La seva saliva té enzims que comencen a digerir els carbohidrats.

Tenen un aparell digestiu més gran i més elaborat que els carnívors, perquè la cel·lulosa de les plantes que mengen ha de ser fermentada.

El budell prim sol ser molt llarg per a poder tenir temps per fer l'absorció dels nutrients.

El budell gros absorbeix aigua i electròlits, produeix i absorbeix vitamines i fermenta les fibres vegetals. És més ample que el budell prim i és relativament llarg i fa bosses.

I nosaltres?

Nosaltres tenim llavis musculars i una cavitat bucal petita. La nostra llengua és molt important a l'hora de menjar. La nostra mandíbula es pot moure endavant i de costat a costat per tal de mastegar lentament.

Les nostres dents són petites i planes i es fan servir per a moldre el menjar, barrejar-lo i començar la digestió. També gràcies a l'amilasa de la nostra saliva, un enzim que digereix els carbohidrats.

El nostre estómac és petit i menys àcid que el dels carnívors. Estem dissenyats per a menjar en petites dosis durant el dia.

El nostre budell prim és molt llarg, hi tenim una barreja d'enzims digestius que ens ajuden a digerir diferents substàncies.

El budell gros també és llarg, gran i format con si fossin bosses. Absorbeix aigua, fermenta fibra, ...

Per tant, i segons el Dr. Milton Mills, els humans tenim l'estructura de l'aparell digestiu dels herbívors. La nostra fisiologia no està preparada per a menjar carn.

També trobem autors que ens veuen més com a primats que com a herbívors. Els primats són vegetarians. Expliquen que l'estructura del nostre cos és semblant a la dels grans simis.

En definitiva: No som carnívors naturals. No estem adaptats al consum de carn ni tampoc al de llet d'altres animals.

De Salut.

La malaltia és multifactorial. Un dels principals factors implicats és la mala alimentació.

La mala alimentació intoxica el cos i provoca malaltia.

Ens alimentem amb productes processats, refinats, precuinats, ultracongelats, plens de conservants, colorants, edulcorants i additius varis.

I això sense parlar de les hormones, antibiòtics i estimulants que porten els productes càrnics.

Canviar l'alimentació implica una millora en la salut i tenir més energia. No et sents igual després de menjar una amanida, que després de menjar-te un estofat. Per digerir la carn el teu cos necessita molta energia. És per això que després d'un àpat amb abundant carn estàs cansat, somnolent i amb ganes de fer una becaina.

Al no menjar certs productes redueixes la possibilitat de tenir colesterol i malalties cardiovascular. Els vegans i vegetarians consumim més fibra, que ajuda a regular els nivells de glucosa en sang, per tant menys risc de patir diabetis.

Segons el Dr. Jaramillo, consumim més proteïnes del que és saludable.

Jo arribo al veganisme quan començo a llegir les etiquetes dels productes que consumeixo més habitualment. És d'aquesta manera que em faig conscient dels tòxics amb els que estic alimentant la meva família.

Vaig decidir eliminar alguns dels productes més processats. Així vaig començar a desfer-me d'embotits, lactis de colorets, pans de motlle sospitosos,....

<u>Ètics.</u>

Aquest és un dels motius que adquireix més pes a mesura que entres en aquest món. Diria que fins i tot té igual o més pes que el motiu de la salut.

El veganisme està lligat al respecte per a la vida de tots els sers vius. Considera els animals com a sers que senten, com a amics, fins i tot com a germans.

La pregunta que es planteja és: Cal matar un altre ser viu per alimentar-nos?

Èticament, l'home no té cap dret a acabar amb la vida de cap criatura.

Trobo una gran incoherència de certa gent que diu que no farien mal a les seves mascotes, però són capaces de menjar-se un bistec de vedella o un pollastre sense cap remordiment.

Sincerament, jo no hi veig cap diferència entre els meus gats i un conill, un vedell, un pollastre o un porc.

Espirituals.

Què som realment, en essència? Sembla ser que som sers d'energia, som vibració energètica.

L'alimentació basada en animals està cimentada en el sacrifici, tortura, explotació i patiment d'altres sers vius. Aquests sers dels que ens "alimentem" també formen part de l'energia i vibració de la que estem envoltats e integrats.

Quan ingereixes un tros de cadàver (Sí, he dit cadàver. Quan menges un bistec, en realitat estàs menjant un tros de cadàver) d'un ser que ha patit i ha mort violentament, també ingereixes la seva energia. En aquest cas l'energia de la por, el dolor, l'angoixa, el patiment, la violència,...

Aquesta energia, més densa, repercuteix, no sols en la teva salut física, sinó també en les teves emocions. Provoca un canvi de la teva pròpia energia, et baixa la vibració, per tant et canvia l'aura.

Si estàs en baixa vibració et tornaràs més insensible davant d'actes tan cruels com la caça, la pesca esportiva, els zoos, els aquaris, l'experimentació en laboratoris, algunes festes populars i la moda de la pell.

Alguns d'aquests actes estem tan acostumats a veure'ls que els tenim integrats com a "normals" i, fins i tot, com a mostres de civilització.

El que mengem repercuteix en el nostre sentir, el nostre caràcter, en la nostra manera d'entendre i veure la vida.

Fer-se vegà et genera un canvi d'energia, una energia més subtil, més lleugera. T'arribes a connectar millor amb la natura, amb la resta de sers sensibles que ens acompanyen en aquest planeta.

És arribar a un respecte en un sentit ampli: respecte cap al teu cos, cap a tu mateix com a ser energètic, respecte cap a la mare natura, respecte cap a totes les criatures vives.

Arriba un moment que tots els diferents motius es fusionen i ja no diferencies l'un de l'altre. Tots s'unifiquen.

CONNEXIONS.

El veganisme està connectat, influenciat, per diferents moviments o corrents de pensament. S'interconnecten i retroalimenten els uns als altres.

Aquestes són les connexions que jo he considerat. Probablement n'hi hagi més.

- **Veganisme / medi ambient.**

El veganisme està relacionat amb la protecció al medi ambient. Es tenen en compte diversos aspectes, entre ells la ramaderia extensiva e industrial i l'agricultura de monocultiu intensiva.

La ramaderia industrial, amb granges immenses i massificades, ha guanyat molt terreny instaurant-se com a model econòmic rendible. Està lligada als escorxadors, al transport dels animals, als residus,... Provoca una gran despesa de recursos tant en aigua, aliments, instal·lacions, energia,...

Els residus que generen aquestes granges fan malbé la terra, acidifiquen el sòl. Els fems líquids també contaminen l'aigua.

En aquestes granges es crien els animals d'una manera massiva i amb una alimentació antinatural amb l'objectiu d'engreixar-los ràpidament. Viuen en unes condicions artificials, antinaturals, medicats amb hormones, antibiòtics,...Tot això acaba vessat a la terra, a l'aigua.

L'agricultura intensiva comporta una gran pèrdua de la varietat ecològica i alimentària. A nivell mundial, el 70% dels cereals produïts es fan servir per alimentar els animals de granja que es sacrifiquen per la seva carn

Tant l'agricultura intensiva com les granges industrials ajuden a la desforestació i a la despesa excessiva d'aigua.

Es talen boscos per a tenir més terres per la pastura del bestiar i per aconseguir grans extensions de terra per fer monocultius, dedicats a produir pinso pels animals tancats. Amb la desforestació es provoca l'extinció d'espècies, tant animals com vegetals.

Consumir carn és contribuir a la desforestació del planeta, a la destrucció de boscos, terres fetes malbé, intoxicades, seques i estèrils.

L'estil de vida "carnívor" va acompanyat d'un engranatge sagnant que queda amagat al consumidor ingenu.

La dieta vegana redueix el nostre impacte sobre el planeta, ja que promou l'agricultura ecològica, sense pesticides. Promou el consum de productes locals, de proximitat, per tal d'evitar al màxim el transport i els envasaments dels aliments.

Ser respectuosos amb el medi ambient també implica vigilar tot l'envasat dels aliments, evitar els plàstics, reciclar, reutilitzar,....

- **Veganisme / defensa dels drets dels animals.**

El veganisme també inclou la defensa dels drets dels animals, el compromís d'acabar amb la mort dels animals i de tot allò que els causa patiment, com les granges massives e industrials i les pràctiques cruels de producció animal.

L'ideal del veganisme és evitar fer mal, evitar matar i evitar l'explotació dels animals. És una actitud de respecte vers els altres sers vius. De compassió cap als nostres companys explotats.

Per tant, els vegans estan en contra de tot allò que suposi maltractament animal.

Menjar carn significa ser partícip de la gran matança de sers vius que provoca la indústria càrnica. Milions d'animals són sacrificats de manera violenta per la indústria alimentària. Al menjar carn es participa d'aquesta massacre i es fomenta la crueltat

Ser vegà és no voler ser partícip de tota aquesta violència.

- **Veganisme / feminisme.**

Veganisme i feminisme tenen punts en comú. En ambdós casos es combat abusos, explotació i discriminació cap a altres éssers.

Els no vegans veuen normal que els animals estiguin al servei de les persones, que siguin utilitzats com a aliment. Els veuen com a part de la seva dieta. No veuen el vedell o el pollastre, sols veuen el bistec o la cuixa. Per ells els animals no tenen sentiments, ni emocions, ni capacitat d'enteniment. Tan sols els tracten com a productes per al consum.

El feminisme reivindica que les dones no són possessió de cap home. Tradicionalment, les dones eren considerades sers de segona, vistes com a serventes dels homes, supeditades a ells, sota el seu domini. Se les ha tingut per poc capacitades per a exercir certes professions.

Dones i animals han estat utilitzats, sotmesos i explotats pels que s'han cregut superiors a ells pel fet de ser físicament més forts, donant a entendre que unes vides són més importants que d'altres.

Són dues formes de violència que estan interconnectades. Si una persona és capaç de maltractar un animal indefens, què no serà capaç de fer a una persona vulnerable?

Tot està connectat i els abusos, els maltractaments i les discriminacions que pateix una part de la societat, es reflecteixen en tots els àmbits humans.

Diuen que moltes feministes es fan veganes quan són conscients de la violència que s'exerceix sobre els animals. Moltes de les que ens fem veganes per salut, també acabem sent feministes quan ampliem la nostra visió i veiem que la violència i la discriminació vers els animals també la patim en nosaltres mateixes.

Es cosifica a la dona i també a l'animal. Tots dos deixen de veure's com un ser que sent i pateix, se'ls mostra sols com un cos que pot ser utilitzat i destruït

- **Veganisme / pacifisme**

La idea del pacifisme és no fer mal, no matar, això inclou tota forma de vida, també la dels nostres companys animals.

El veganisme està relacionat amb la manera no violenta de veure la vida, no violència en tots els sentits. El veganisme promou una relació pacífica amb tots els sers vius.

Els vegans no veuen els animals com a simples peces de carn per a ser menjats. Els Animals són sers que pateixen, tenen por, fred, fam i dolor.

Els animals són sers sobre els quals els humans exercim violència. La violència sobre els animals porta a la violència sobre les altres persones: nens, dones, gent gran,... Tot està lligat i connectat. Quan una persona és capaç de maltractar un animal, també ho és de maltractar una persona més feble.

Veganisme – pacifisme com a manera d'entendre la vida sense violència, amb respecte per tots els sers vius.

<u>2 Què menjo i què no menjo</u>.

PIRÀMIDES D'ALIMENTACIÓ VEGANA.

Hi ha molts tipus de piràmides d'alimentació, depenent dels nutricionistes que consultis. En el camp del veganisme també hi ha diferents classes de piràmides d'alimentació.

Unes es basen més en els cereals, d'altres en els vegetals, sobre tot els de fulla verda.

Jo t'he ficat les dues que més m'agraden a mi, però, insisteixo, n'hi ha per tots els gustos i tots els colors.

Et passo a comentar la primera:

La pots trobar per internet, a l'enllaç següent:

http://www.veganafeliz.com/piramide-de-alimentos-vegetales/

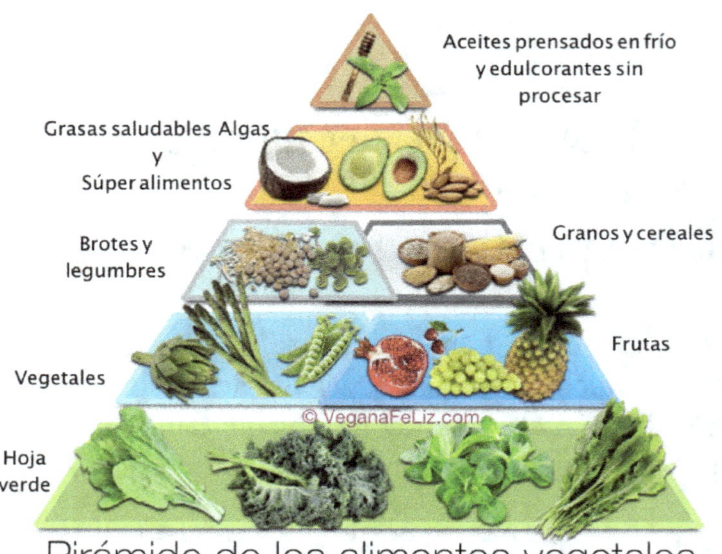

Pirámide de los alimentos vegetales

Aquesta és la que, personalment, s'ajusta més al meu gust. I la que per mi és la més encertada. Jo et recomano que investiguis, en trobaràs moltes més.

Fixa't que en **la base** estan els vegetals de fulla verda: Espinacs, col Kale, ruca, bledes, api, bròquil, col, enciam, …

Els vegetals de fulla verda tenen molta clorofil·la i fibra. S'encarreguen de la depuració del nostre organisme, tenen efecte laxant i diürètic. Per tant, netegen i ens ajuden a eliminar toxines, per això és molt important que els incloguis en cada àpat.

Si et penses que sols els pots prendre com a verdura vas molt equivocat. Aficionat a les amanides variades. També es poden prendre com a sucs, estan boníssims. Et recomano que provis els sucs de la Carla Zaplana al seu llibre <u>Sucs Verds.</u>

També els pots fer en cremes, purés, salses,.... Prova-ho. Val la pena. Guanyaràs salut i qualitat de vida.

Al **segon nivell** de la piràmide tens els altres vegetals i la fruita.

Aquí hi trobarem aliments rics en vitamines i minerals, amb molta fibra. Vegetals com la carxofa, el carabassó, pastanagues, alls, cebes, cogombre,.... Milloren la circulació, la pell, són antiinflamatoris i van bé pels budells.

També tot tipus de fruita. La fruita és font de vitamines, minerals, fibra i aigua.

Tots els vegetals i la fruita són potents antioxidants. Cal consumir els de temporada i de producció local que són els que tenen les seves propietats òptimes.

Al **tercer nivell** de la piràmide tenim dos apartats importants:

- Brots, germinats i llegums.

Els brots i germinats són un aliment molt interessant. Suposen energia concentrada. A més de vitamines i minerals, contenen clorofil·la.

Els llegums són molt importants per la seva fibra i per ser font de proteïna vegetal. Hi ha nutricionistes que consideren que s'haurien de consumir diàriament. A més a més tenen ferro e hidrats de carboni.

En tens molta varietat: tota classe de cigrons, diferents tipus de fesols, llenties, pèsols, faves.

- Grans i cereals.

Tenen carbohidrats complexos, vitamines del grup B, vitamina E, molts minerals: zinc, ferro, magnesi, fòsfor,... Porten molta fibra, sobretot els integrals que són els que més s'hauria de consumir.

Quinoa, civada, arròs, mill, blat sarraí, ordi, amarant, sègol,...

En aquest grup també s'inclourien els midons, els pseudo cereals i els tubercles: patata, moniato,...

Al **següent nivell** de la piràmide trobem les grasses saludables i els súper aliments.

- Grasses saludables.

No cal descuidar-les ja que són imprescindibles per a que el nostre cos funcioni correctament.

Aquí trobarem els fruits secs, les llavors, els alvocats, les olives. Sobretot l'oli d'oliva verge extra, no us conformeu amb succedanis dels grans supermercats. L'oli, per ser sà i bo ha de ser de qualitat.

- Algues.

Són aliments molt depuratius. Contenen moltes vitamines i minerals. Tenen un alt valor nutritiu, molta fibra i poques calories. No tenen greixos i poden ajudar al funcionament de la tiroides.

Però no tot són beneficis, també trobem gent que està en contra del consum d'algues. Tenen contraindicacions importants que cal saber. No estan indicades en embarassades, ni dones que donen el pit. Tampoc es recomanen en infants, gent amb problemes d'hipertiroïdisme, problemes cardíacs e insuficiència renal.

Quins són els factors en contra seu:

El principal problema és que algunes com la Kombu tenen altes concentracions de Iode. Això és contraproduent en gent amb problemes de tiroides.

La Kombu i la Hiziki tenen excés de mercuri. També es troba molta concentració d'arsènic en la Hiziki.

Dificulten l'absorció de la B12. Per nosaltres són difícils de digerir. El nostre sistema digestiu no està preparar per aprofitar-les.

Les algues formen part de la dieta de Japonesos, Coreans i Xinesos. La seva flora intestinal està adaptada per desintegrar i digerir les algues, la nostra no. Les algues no formen part de la nostra dieta habitual, per tant no estem preparats per a digerir-les.

No és que et digui que no en mengis. Però s'ha de fer amb moderació i sols en ocasions.

Soc del parer que no s'haurien d'incloure dins d'una dieta habitual.

• Súper aliments.

Què és un súper aliment?

És un aliment amb molts nutrients, ric en antioxidants, vitamines, greixos saludables, minerals. És un aliment que es considera que és important per la nostra salut. Generalment són aliments orgànics, frescos o mínimament processats i sense cap efecte negatiu.

Hi ha nutricionistes que no estan d'acord amb el concepte: Súper aliment. La majoria d'aquests "súper" aliments són productes que s'han consumit des de sempre a diferents parts del món: com la quinoa.

Aquest concepte de "súper aliment" va sorgir com a estratègia comercial per a vendre més plàtans als EEUU.

El fet que siguin aliments tant importants i nutritius no vol dir que siguin indispensables. No cal que anem a buscar productes exòtics a l'altra punta del món per a estar sans.

Podem consumir productes locals. Els "súper aliments" també són les fruites i verdures que tenim a casa nostra, els cereals, els llegums i els fruits secs que tenim al nostre abast. Els productes exòtics els podem consumir per ocasions especials.

Pot ser en lloc de les baies de Goji podem triar les mores, els fruits del bosc, les maduixes. També tenim la mel, l'aigua de mar, i totes les nostres fruites i verdures, les plantes medicinals del costat de casa,...

Lo fonamental en tot aquest guirigall és que l'alimentació sigui sana, natural, real i que eliminem dels nostres plats els productes processats, que són els que ens emmalalteixen.

Però realment no hi ha cap aliment que es pugui considerar "súper", per què cadascun té unes propietats i característiques diferents que el fan únic.

A **l'últim nivell** trobem els olis premsats en fred i els edulcorants sense processar.

- Olis premsats en fred.

Són olis que s'han extret a través d'una premsa, de manera artesanal, i amb temperatures inferiors als 27º. No es fan servir productes químics ni altes temperatures.

Aquests olis conserven tot el seu valor nutritiu, totes les seves vitamines i el seu poder antioxidant i antiinflamatori.

- Edulcorants sense processar.

Aquí estic en desacord. Per mi els edulcorants no haurien d'estar en una piràmide alimentària. L'únic que accepto és l'estèvia i no la considero un edulcorant sinó una planta medicinal.

Podríem incloure com a edulcorant la mel, però els vegans no en consumeixen.

Sense processar sols tenim la mel (per als vegetarians) i l'estèvia natural en fulla. Els fruits secs com les panses, els dàtils i les prunes poden fer-se servir també com a edulcorants naturals.

Tota la resta no els considero naturals ni sans. Fins i tot la famosa panela, sucre sense refinar, és inflamatòria i no és aconsellable.

Aquí tenim una altra piràmide una mica diferent.

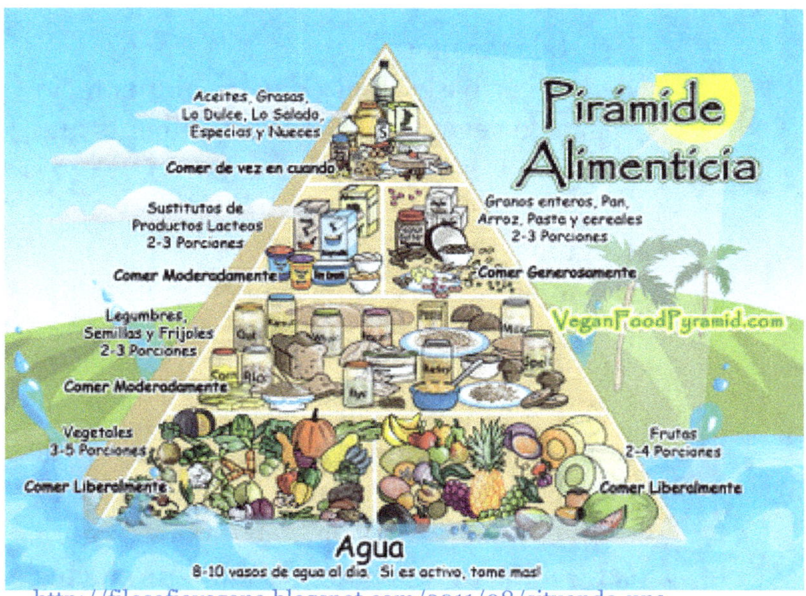

http://filosofiavegana.blogspot.com/2011/08/situando-una-cuestion-en-sus-justos.html

Et vull comentar també aquesta altra piràmide alimentaria.

- ✓ Important: Fixa't que la seva base és l'aigua.
  Cal incidir en la importància de la hidratació, no sols en una dieta vegana o vegetariana, sinó en qualsevol dieta o estil de vida. Sense una bona hidratació el cos no pot complir les seves funcions i emmalalteix.

La hidratació, però, no consisteix sols en beure aigua, cal tenir en compte també el tipus d'alimentació: fruita i verdura porten molta aigua.

✓ Vegetals i fruites.
Seria la base real d'una alimentació vegana o vegetariana. Són els aliments que haurien de ser més importants.

✓ Llegums, llavors.
De manera variada. També importants, però ja en un segon terme.

✓ Grans sencers, cereals, pasta, pa.
Aquí s'hauria de tenir en compte la possibilitat d'intolerància al gluten. Vull destacar que pa i pasta, encara que puguin ser aliments vegans, són productes processats i cal vigilar on es compren i quins ingredients porten. També és important que hi hagi variació i que cereals i grans sencers sempre vagin acompanyats de verdures i hortalisses.

✓ Substituts lactis?
Aquest apartat de la piràmide no l'entenc. Els lactis no es substitueixen, no tenen substituts. Simplement no se'n consumeix.
Clar que es poden prendre begudes vegetals, però en cap cas són substituts de

la llet. La seva procedència i composició és totalment diferent.

✓ A dalt de tot de la piràmide s'hi troben els olis, greixos. Coses dolces, salades, espècies, nous (suposo que fa referència als fruits secs).
Les coses dolces no sé que engloben, suposo que aliments com els dàtils, les panses,... Evidentment, la rebosteria industrial quedaria exclosa del tot per l'ús de productes com conservants, additius,...
En quan a lo salat,.. sincerament no sé a que es refereix. Els fruits secs són millor sense salar i crus per conservar les seves propietats. Aliments salats de manera natural, sense que la sal sigui afegida,... ara no me'n ve cap.

QUÈ MENJO?

◊ Primer de tot, el més important: MENJAR REAL. Menjar que identifiques, que saps què és i amb què et nodreixes.

◊ El més natural possible ECOLÒGIC. Sense additius, ni pesticides, ni conservants, ni colorants.

◊   Menjar FRESC. Primer una poma d'un pagès que fa agricultura ecològica que una compota de poma. La compota és un producte processat, envasat, i que per la seva conservació han ficat conservants i ves a saber quines altres substàncies. En una compota tu no hi veus la poma, hi veus una massa triturada i espessa.

◊   DE TEMPORADA. Si t'apeteix maduixes al desembre, perquè les has vist en algun gran súper, sàpigues que no és producte de temporada, per tant, vés a saber d'on surten. Espera a que sigui la temporada de les maduixes i gaudiràs de tots els seus nutrients, seran més bones i més dolces.
A la natura cada producte neix i creix quan és el seu temps, no abans ni després. Respecta el temps de cada producte. La teva salut en sortirà beneficiada.

QUÈ NO MENJO?

Cal saber què hem de menjar, però potser és molt més important conèixer què no hem de menjar, què cal eliminar.

Eliminar tot allò que no ens convé, és un gran pas. Per desgràcia consumim molts "aliments" nocius i perjudicials per la nostra salut. Alguns ja sabem quins són, però pensem que no n'hi ha per tant. Però n'hi ha d'altres que sempre ens han dit que cal consumir, i potser convindria posar-los en dubte i eliminar-los del tot.

Evidentment, no menjo ni lactis ni carn. Amb el temps també he eliminat el peix. Ara estic en procés d'eliminar els ous. De la llet, la carn, el peix i els ous te'n parlaré amb detall més endavant.

Jo, abans de ser vegana, vaig començar eliminant de la meva cuina i de la meva dieta tota una sèrie d' "aliments".

◊ **Els additius alimentaris.**

Al començar a llegir les etiquetes dels productes, t'adones que hi ha una llarga llista de noms estranys.
Són additius que s'afegeixen al menjar per tal que es conservi durant més temps, però també per a que tingui un color atractiu, faci més bona olor, sigui més dolç, sigui més compacte, o més líquid, o el que convingui a la indústria alimentària per tal de vendre.

De tots aquests productes que s'afegeixen, n´hi ha que són naturals, però, per desgràcia, la immensa majoria solen ser perillosos per la nostra salut. Poden provocar des d'al·lèrgies alimentàries fins a problemes neurològics i càncer.

Per què es fan servir els colorants? Perquè la majoria de gent mengem per la vista. Les empreses alimentàries s'aprofiten d'això per ficar un "color atractiu" als seus productes. Però els colorants no serveixen per a res, nutritivament. Sols per vendre més.

Un additiu amb el qual s'ha de vigilar molt i que ha augmentat considerablement són tots els edulcorants. Se'n troben a molts productes i en quantitats considerables. Dos dels més perjudicials són la coneguda sacarina i l'aspartamo. Alteren la nostra microbiota intestinal, aquesta alteració pot produir inflamació i tot tipus de malalties. Tots dos estan relacionats amb diferents tipus de càncer, sobretot càncer cerebral. Heu de tenir en compte que tots dos són productes totalment químics, per tant verinosos.

M'allunyo de tots aquests productes que portin tantes porqueries. Això m'ha dut a consumir productes frescos i naturals, preferentment.

◊ **Congelats.**

Tot i que són molt consumits per la seva comoditat, perquè sempre en pots tenir al congelador i fer-los servir en qualsevol moment. Però cal tenir en compte que un producte congelat ja ha perdut bona part dels seus nutrients i de les seves qualitats.
Els productes congelats que comprem solen ser productes que han estat congelats de manera industrial i massiva. Per a que quedin amb un aspecte atractiu, els han introduït productes químics i additius. També solen portar potenciadors del sabor
Jo et recomano que et passis als productes naturals i frescos tant com et sigui possible.

◊ **Processats.**

Aquests són un tipus de productes dels primers que vaig eliminar.
Embotits, enllaunats, productes que venen plastificats,...
També hi ha tota la bolleria, els productes de pastisseria, les xuxes, els lactis, ... em sembla que la llista és llarguíssima.
Tot aquests tipus estan plens d'additius alimentaris, no són naturals, no són

frescos, no aporten vitalitat ni energia, són tòxics e inflamen el nostre cos.

Es tornen productes sintètics perquè els han introduït moltes substàncies químiques i han perdut la major part dels nutrients.

Totes aquestes toxines que s'afegeixen provoquen que les nostres cèl·lules envelleixin més de pressa, debiliten els ossos, els ronyons i el fetge es sobrecarreguen i es deterioren. A més d'incrementar el risc de càncers, obesitat, diabetis,...

◊ **Refinats.**

Els refinats són productes que han patit processos físics i químics per a millorar la seva conservació. Els refinats més habituals són: sucre, sal, farines i arròs. Estan considerats els verins blancs més consumits.

En el refinament perden les seves propietats nutritives i se'ls afegeixen colorants, conservants i potenciadors del sabor. Es perden les vitamines, els minerals, la proteïna i la fibra.

Amb el refinat se'ls elimina la clofolla que els envolta i que és la que porta les vitamines del grup B.

D'aquesta manera acaben sent uns productes que el nostre organisme no reconeix, per que esdevenen verinosos i sintètics.

Provoquen retenció de líquids, sobrepès, problemes digestius e intestinals, diabetis, obesitat, malalties cardiovasculars, diferents tipus de càncers. A més a més de cansament, depressió,...

Tinguis en compte que el seu efecte és acumulatiu. Al principi creus que no passa res, però al cap del temps comences a tenir problemes de salut.

◊ **Sucres**.

El sucre és un producte que s'extreu de la canya de sucre o de la remolatxa. Es refina a través d'uns processos químics. En aquests processos es perden les fibres i les proteïnes vegetals de les plantes de les quals prové.

Els productes que es fan servir per blanquejar-lo fan que s'alliberi un tòxic, diòxid de carboni, que es queda al producte i que desprès ingerim.

El sucre blanc refinat no conté absolutament res de beneficiós.

El trobem amagat en molts productes com: embotits, lactis, pa, sucs, refrescos, salses, licors, ...

Es converteix així en una substància química pura que té la mateixa capacitat de produir addicció que la cocaïna.

Els seus efectes nocius són molts i diversos: destrossa el sistema intestinal perquè altera la flora intestinal, fa malbé la paret dels vasos sanguinis, està relacionat amb càncers digestius, promou la diabetis tipus 2, i és un verí per les dents. També està implicat en moltes al·lèrgies.

LA LLET.

La llet va ser un dels primers aliments que vaig deixar de consumir. La veritat és que hem va ser molt fàcil. Em provocava nàusees ja de ben joveneta, no podia amb ella. També vaig deixar sense problemes els postres làctics

Però em va resultar una mica més difícil deixar de consumir formatge.

Què passa amb la llet?

Per començar.

Tots els mamífers prenen llet de les seves mares mentre són petits. Un cop poden menjar per ells mateixos ja no en prenen més. Cap mamífer pren llet un cop és adult, ni pren llet d'una espècie diferent de la seva.

Cada llet és pròpia, particular i adaptada a la seva espècie. Cada espècie de mamífer té unes característiques, unes particularitats i unes necessitats diferents per al seu creixement.

Cap tipus de llet pot substituir la llet materna per als nens.

Vull deixar clar: La llet de vaca és apropiada i òptima per als vedells. Té tot el que necessita per alimentar un vedell.

Però ara arribem als humans, que trenquem totes les lleis de la natura. Consumim llet durant tota la vida, consumim llet d'altres espècies, esclavitzem una espècie animal per a tenir aquesta llet.

Pels qui no els agrada la llet de vaca, també hi ha les opcions de llet d'ovella o la de cabra. Segons algunes persones, aquestes llets serien més "aptes" pel consum humà. No hi veig la diferència. Continua sent llet d'una altra espècie. Continua sense ser apropiada per als infants humans. Continua sent anti natural.

Els postres làctics, a més a més, solen ser productes ultra processats. Acostumen a anar carregats de sucres, grassa i additius com colorants, saboritzants, conservants i altres. No hi ha res de producte fresc, tot és matèria industrial. A sobre encara tenim la llet en pols i la condensada per si vols més producte estrany, processat i mort.

Inconvenients de la llet / làctics:

- La llet té una elevada quantitat de proteïnes d'origen animal. Aquestes proteïnes fan que el nostre cos es torni àcid. L'acidesa genera inflamació.
  Quan al nostre cos hi ha massa acidesa cal fer-la baixar. Això s'aconsegueix amb un material alcalí. Aquest és el calci. El lloc on tenim més calci acumulat són els ossos. El cos agafa calci dels ossos per aturar l'increment d'acidesa i neutralitzar-la.
  El resultat de prendre llet, serà doncs, la descalcificació dels ossos. La llet descalcifica.

- Per tant, conseqüència de l'anterior, hi ha una pèrdua de calci dels ossos. Els ossos es tornen més fràgils i porosos i amb més possibilitat de trencar-se.

- La llet va carregada d'hormones de creixement i hormones femenines que se'ls administra a les vaques lleteres per a que aquestes facin llet sense parar.

Algunes d'aquestes hormones, a més a més, són sintètiques. Aquestes hormones, les vaques les treuen amb la seva llet i van a parar a qui la consumeix. Totes aquestes substàncies són cancerígenes per als humans.

- La llet està plena de bactèries i per això es pasteuritza per eliminar-les.

- A la llet, abans de ser comercialitzada, se la sotmet a un procés de transformació (pasteurització o UHT). Això es fa per fer-la apta pel consum, però amb aquest procés es perden els nutrients que hi puguin haver i es converteix en una beguda industrial, un producte mort. No es ven llet natural, es ven un beuratge industrial.

- La llet de vaca té una proteïna que es diu Caseïna. La Caseïna sembla ser que té propietats cancerígenes.

- La llet afavoreix la producció de mucositat, perquè la caseïna de la llet provoca inflamació de certs teixits, com els que tenim al coll i els del nas. Genera mucositat i problemes respiratoris per l'increment de moc a les vies altes. La meva filla petita tenia molts problemes amb la mucositat. Els mocs li pujaven pel conducte auditiu i patia otitis recurrents. Estàvem a punt de ficar-li drenatges per que el moc pogués sortir. Una familiar, naturòpata, em va aconsellar que li retirés la llet. Amb poc temps les otitis van minvar i desaparèixer i ja no va caldre fer la intervenció.

- La llet conté els antibiòtics que han estat injectats a les vaques lleteres per evitar les mastitis i les malalties.

- Conté també pus i sang de les mamelles de les vaques. I també està barrejada amb femta.

- També s'hi poden trobar pesticides, herbicides i altres productes químics que han ingerit les vaques lleteres.

- Has de tenir en compte la Lactosa. La lactosa és el sucre de la llet. Per a poder-la digerir calen uns enzims específics. A partir dels dos anys aquests enzims comencen a disminuir perquè ja no es necessita llet materna. Es deixa de poder absorbir i digerir la lactosa. Si igualment continuem amb la ingesta de llet o lactis, la lactosa, com que ja no pot ser digerida, es queda als budells i fermenta. Això produeix problemes digestius, panxa inflada, gasos, malestar intestinal,...

Resposta que es dona: ets intolerant a la lactosa. En lloc de dir que ja no tens enzims per digerir-la perquè el teu cos ja no necessita la llet.

Solució que et donen: Pren llet sense lactosa. O sigui, ingereix un producte ultra processat que no té res a veure amb l'original natural i que a més no et serveix de res.

- La llet i els productes làctics estan relacionats amb diferents al·lèrgies: respiratòries, alimentàries, fins i tot de pell.

- També estan relacionats amb moltes malalties: diabetis, asma, esclerosis múltiple; amb diferents problemes intestinals com diarrea, restrenyiment, gasos; també afecten a la son, a la concentració. Relacionats amb càncers de pròstata, d'ovaris.

- Per la quantitat de mucositat que genera també està associada a infeccions d'angines, otitis, sinusitis.

- Es troba en problemes d'acne i d'arrugues.

- No ens deixem que pel seu alt contingut en grassa, també es relaciona amb el colesterol i les malalties cardiovasculars.

Per què no tindré Osteoporosi.

Com ja he explicat, la llet crea acidesa al cos. Per contrarestar aquesta acidificació el cos es veu obligat a buscar calci. Agafa calci del lloc on n'hi amb més abundància: els ossos.

A la llarga, si es continua amb la ingesta de llet, els ossos es van descalcificant, perden densitat, es fan porosos, fins arribar a l'osteoporosi i les fractures.

Aleshores la gent et pregunta: I el calci? D'on el treus?

Em sap greu dir-te que els grans herbívors no tenen problemes d'ossos. Per què? Per que les plantes són riques en calci i també en magnesi, tots dos minerals són imprescindibles per la salut dels nostres ossos.

Perquè és fals que necessitis el calci de la llet, aquest tipus de calci és de difícil absorció.

Hi ha molts aliments que porten calci, i en gran quantitat i més assimilable. Trobem molt calci en els aliments vegetals: hortalisses, llegums, patates, verdures de fulla verda, xampinyons, fruits secs (sobretot ametlles), llavors,... La llista és molt llarga. No t'ha de faltar calci si no prens llet ni lactis.

LA CARN.

La carn no està adaptada a les nostres necessitats, tant físiques com espirituals. Per què dic això?

La carn té diferents repercussions en l'organisme a tots els nivells:

Tant a nivell de salut física, com a nivell eteri, emocional, mental i fins i tot espiritual.

Fisiològicament no tenim gran cosa en comú amb els animals carnívors. Som més similars als grans primats, per les nostres dentadures i aparells digestius. Els grans primats són vegetarians.

La dieta basada en carn ens ocasiona molts problemes de salut:

- La proteïna de la carn acidifica el nostre cos. La carn, un cop ingerida, genera àcid úric, àcid fosfòric i àcid sulfúric que el nostre cos no pot descompondre. Per fer minvar aquesta acidesa el cos fa servir el calci que tenim en reserva a les dents i als ossos.

- La carn i els productes càrnics venen acompanyats de pesticides, bactèries, paràsits,... Totes aquestes substàncies tòxiques també les ingerim.

- La carn no té fibra. Sense fibra tenim restrenyiment, obesitat, diferents tipus de càncers. Bàsicament: cos intoxicat.

- Si no hi ha fibra, hi haurà dificultat per digerir. El costar de digerir implica més temps en l'organisme i putrefacció.

- La carn que consumim és d'animals que no han estat alimentats de manera natural sinó amb pinsos processats, artificials. Aquests animals estan molt medicats amb antibiòtics, hormones, antiinflamatoris,.... Els pinsos artificials, les medicacions, les hormones,... Tot aquest conjunt de substàncies provoca malalties a qui consumeix aquesta carn.

Les repercussions a nivell de salut física són fàcils de comprovar i estan més que demostrades i estudiades. Més difícil i estrany és d'entendre les conseqüències en els altres nivells.

Et parlaré ara dels efectes nocius de la carn a nivell eteri. Ja sé que per algunes persones pot sonar estrany. Tenim un cos físic, material, palpable, però interpenetrant-lo i sobrepassant-lo hi ha el seu doble eteri. És la rèplica energètica del cos físic. En ell s'hi troben els xacres.

Tots els sers vius, tant plantes com animals, i també els humans, tenim un embolcall eteri.

Seria com una mena de pont entre el nostre cos orgànic i la part immaterial que ens envolta (emocions, pensaments, idees, sentiments, energia).

Aquest cos eteri rep energia de l'exterior (medi ambient, situacions estressants, el so, la calor, ..) i la passa a l'interior físic, i emana energia de l'interior cap a fora, impactant a qui ens envolta.

Les partícules etèries dels aliments que consumeixes passen al teu cos eteri. No són el mateix les partícules etèries dels vegetals vius que les de la carn, producte mort i ple d'additius.

Una de les diferències consisteix en la quantitat de llum solar que conté cada aliment. Un aliment fresc: fruita, verdures, està ple de llum solar que ha rebut de manera directa. En canvi, la carn té poca llum solar, perquè ja és un producte mort i que està en putrefacció.

L'energia del menjar hauria de ser una energia neta, lluminosa. És la que trobem a les fruites i els vegetals crus, perquè contenen vida.

La carn, en canvi, igual que els productes processats, no té vida. Tenen una energia grisosa, bruta.

Els animals que es sacrifiquen per a l'alimentació pateixen, tenen por, pànic, angoixa,... Totes aquestes emocions s'introdueixen en el cos de qui se'ls menja. S'introdueixen de manera física, etèria i també emocionalment.

Emocionalment, el consum de carn implica una alimentació violenta. Darrera del bistec que has comprat al súper hi ha la matança d'un animal. Aquesta agressivitat, encara que no l'hagis comès directament, està implícita.

L'alimentació carnívora repercuteix en el caràcter i facilita la pèrdua de sensibilitat davant de la crueltat de la caça i de la pesca esportiva, el tancament dels animals en zoos i aquaris, la tortura en els laboratoris i en les festes populars.

Tots aquests actes es troben normals, no es qüestionen. Pensem que no tenen repercussions emocionals ni morals, de tant integrats que estan en la societat.

La nostra societat, les tradicions, els costums, la família, l'educació,... ens condicionen a una manera de pensar. Tenim unes creences molt enganxades que no qüestionem. Quan ens posen un plat d'estofat a taula no pensem en tot el que hi ha darrera de l'estofat.

Quan comencem a interessar-nos pel veganisme i canviem d'alimentació, també revisem les nostres creences. La nostra manera de pensar canvia. Va tot lligat: el canvi de dieta i el canvi mental. O a la inversa.

L'alimentació vegana et porta a una manera diferent d'entendre la vida i de sentir-la.

A nivell espiritual, podríem dir que alimentar-nos d'altres sers ens perjudica a nivell de consciència i afecta la nostra vibració.

Els animals que consumim han patit enclaustrament, dolor, angoixa, por. Totes aquestes emocions es transmeten al cos i a la nostra consciència. Fan baixar la vibració de la nostra energia.

Som energia i vibració en constant intercanvi i moviment. Tot depèn de la freqüència en que vibrem.

Tota acció que realitzem comporta conseqüències a molts nivells. Alimentar-nos també. Potser tu no mates directament el pollastre que t'estàs menjant, vas a la carnisseria o al súper a comprar-lo de manera innocent.

Amb aquesta compra, indirectament, estàs pagant perquè algú altre el mati, sacrifiqui, esquarteri, el prepari i te'l porti fins a la botiga més propera.

Què promous amb la teva compra?

PEIX.

No sé per què no veiem de la mateixa manera el peix que la carn. Som capaços d'empatitzar amb els vedells i els pollastres, però no fem el mateix amb el salmó o el lluç. Podem deixar de menjar carn, però ens costa més deixar de menjar peix.

No tenim en compte que el peix també és un ser viu que pateix. Tenen un sistema nerviós complex, per tant són capaços de sentir dolor i de patir.

Quasi tots els peixos capturats que després trobem a les peixateries o súpers moren asfixiats o moren dolorosament per descompressió. També moren al ser aixafats quan són arrossegats amb les xarxes, o per congelació.

Efectes nocius del peix:

- El peix conté grassa saturada, pràcticament igual que la carn.

- També porta colesterol.

- És baix en antioxidants i fito nutrients.

- Recordem que menjar peix continua sent el consum del cadàver d'un ésser viu.

- S'hi troba un elevat percentatge de mercuri i altres metalls pesants. Està molt contaminat. Els peixos grans contenen més quantitat de mercuri.

- Conté paràsits com els anisakis, sobretot si es consumeix cru.

- El peix és el causant de moltes al·lèrgies, sobretot el marisc.

- El famós oli de peix és un subproducte de la indústria pesquera. Està fet a partir dels seus residus que genera aquesta indústria.

- Hi ha risc de toxicitat per a nens i embarassades, degut al mercuri i als metalls pesants.

- Al fregir-lo o coure'l a molta temperatura, perd bona part de l'Omega 3.

- Conté àcid úric, sobretot els crustacis.

- En excés, al ser font de proteïna, crea acidificació de l'organisme. Com ja hem vist l'acidificació afavoreix l'osteoporosi i les fractures.

- El peix provinent de piscifactories està alimentat amb pinso, que acostuma a ser farina fabricada a partir de peix. Per tant estan alimentats amb un producte industrial i anti-natural. Aquests productes passen al cos de la gent que consumeix aquest tipus de peix.

- Resulta difícil saber el nivell de toxicitat dels peixos. Actualment també s'ha vist que porten restes de micro plàstics.

Per salut, ja no és tant recomanable menjar peix. També sembla que no hi ha cap raó nutritiva per al seu consum.

Els Omega 3, que diuen que tenen els peixos, el podem aconseguir a través de fonts vegetals com: nous, llavors de xia, llavors de lli, tofu, algues, llavors de cànem, olis d'algues, oli d'alvocat i tot de verdures de fulla verda (cols, espinacs, col Kale,...). Tots aquests productes, a més a més, contenen fibra, cosa que ni el peix ni el marisc tenen.

ELS OUS.

Primer cal preguntar-nos: Què és un ou?

Estem molt acostumats a veure ous ben envasats a les botigues. Però moltes vegades no ens preguntem què són. A part de que surten de les gallines, poca cosa en sabem. Com que no es mouen ni tenen ulls ni potes els considerem un producte i poc més.

Els ous de les gallines són els que més consumim, però hi ha altres femelles que també ponen ous.

Els ous provenen de les femelles, generalment aus. Provenen d'elles perquè són una part del seu cicle menstrual. Sí, ho has llegit bé. L'ou conté en el seu interior un òvul, seria el rovell. Aquest òvul (rovell) està recobert per un material que el nodreix (la clara). Òvul i material nutritiu estan protegits per una closca arrodonida. De l'òvul fecundat en neix un pollet.

Sí, menjant-te un ou et menges l'òvul no fecundat d'una femella. Òvul que, a més a més, ha sortit pel cul. Dins d'aquest òvul hi ha tota la informació genètica per a que es desenvolupi i neixi un pollet.

Les gallines lliures i sense contacte humà, ponen entre 10 i 15 ous l'any i viurien entre 10 i 20 anys.

Les gallines ponedores que tenen tancades, engabiades i retingudes en una granja avícola arriben a pondre 320 ous a l'any. En una granja la seva esperança de vida és sols de 2 anys. Com pots comprovar la diferència és abismal. Aquesta posta excessiva i antinatural d'ous provoca malalties a les gallines, descalcificació i una esperança de vida molt limitada.

Cal afegir que a les gallines de les granges se'ls hi talla el bec de manera brutal i sense compassió. En les granges pateixen estrès perquè estan en llocs petits i sense poder-se bellugar. Es donen cops i es llaguen, i viuen entre els seus propis excrements. Estan exposades a llum de manera permanent per a que no parin de pondre ous. Són esclaves ponedores que moriran prematurament.

Quan menges un ou promociones la crueltat, explotació i mort de la gallina.

Però els ous, a més a més, comporten riscos per a la salut dels humans.

- Se'ls relaciona amb problemes cardiovasculars perquè tenen molt colesterol.

- El seu consum augmenta el risc de càncer de pròstata.

- Els ous porten molts antibiòtics, perquè les gallines ponedores estan molt medicades. Tota la medicació que donen a les gallines passa als ous que ponen i, per tant, al cos de qui els consumeix.

És important que tinguis en compte que l'ou és un òvul i que conté la informació genètica per a fer créixer un ser viu. Un ser viu que no té res a veure amb un humà. No sé fins a quin punt aquest fet pot afectar al nostre organisme.

3. Beneficis i conseqüències

El veganisme és una alimentació completa. Conté albúmines (proteïna vegetal), hidrats de carboni, grasses, sals minerals, vitamines i molta aigua.

Els beneficis de seguir una alimentació sense productes d'origen animal són molts:

- Reducció de la inflamació.
  Els productes d'origen animal són difícils de digerir, generen molt residus en el nostre organisme. Tot plegat provoca inflamació. Aquesta inflamació pot arribar a ser crònica i ocasionar moltes malalties.
  Fruita, verdures, llegums són de fàcil digestió i no generen inflamació.

- Amb una dieta vegana augmentes el consum de fibra.
  Carn, peix, llet, ... no aporten gens de fibra. La fibra és essencial per ajudar a eliminar els residus.
  Verdura, fruita, llegums, són una important font de fibra vegetal.

- Canvi en la microbiota intestinal.
  La nostra microbiota intestinal és molt sensible als canvis alimentaris. Qualsevol

nou aliment que introduïm l'afecta. Els aliments processats i amb additius la fan malbé i la inflamen.

- L'alimentació vegana no provoca putrefacció als budells perquè és de fàcil digestió i fàcil eliminació.

- Al eliminar-se amb facilitat, els budells tenen temps de descansar. Al no haver de dedicar excessiu temps per fer la digestió, el cos es pot dedicar a reparar-se. La sanació es facilita perquè no hi ha cap sobrecàrrega que la dificulti.

- Reducció del risc de patir diferents malalties: càncers, diabetis, problemes de cor, ronyons, fetge, pulmons. També hi ha moltes al·lèrgies que estan relacionades amb el consum d'aliments d'origen animal. Les migranyes també estan relacionades amb alguns aliments processats com la xocolata i el formatge.
La dieta vegana, al contenir més vitamines, més minerals i més fibra, ajuda a que el cos elimini per ell mateix les substàncies de rebuig i els tòxics. Un cos més net és un cos més sà.

- Preveu l'envelliment.
Les verdures, les fruites, les llavors, els llegums,... són rics en antioxidants,

vitamines, minerals, fibra. A més a més, són fàcils de digerir per lo qual no generen estrès en l'organisme. Tot contribueix al benestar i a no envellir tant de pressa.

- Contribueix a reduir l'obesitat, sobretot al no menjar productes processats. Generalment, els vegans i vegetarians són més conscients del què mengen. El menjar fresc, les llegums, els cereals integrals, les llavors, ajuden a baixar de pes.

- Canvis en les papil·les gustatives. Quan ja portes un cert temps sense consumir productes animals t'adones que el menjar té un altre gust.
  Els productes animals acostumen a estar molt modificats amb additius alimentaris, sobretot conservants, saboritzants, edulcorants, ... Al deixar-los de consumir tornes a valorar els sabors naturals dels aliments. Quan menges alguna cosa que és massa processada, el regust estrany que notes a la llengua te la fa escopir de manera automàtica. Ho trobes embafador, estrany, i ja no ho consumeixes. Et tornes més selectiu.

A part dels beneficis a nivell de salut, el veganisme va lligat a uns canvis en un altre nivell.

- El teu estat d'ànim canvia. És més difícil que caiguis en depressions. Els aliments frescos, naturals, et donen vitalitat. Si et sents vital estàs més optimista, amb més energia.

- Et porta a pensar diferent. Veus la teva relació amb l'alimentació d'una manera diferent. No tot és menjar sense esma i sense pensar en les conseqüències dels teus actes.

- Compromís amb tu mateixa, amb la teva salut. Vigiles més de no intoxicar el teu cos i comprometre la teva salut menjant productes molt manufacturats i plens d'additius sospitosos.

- Canvi de consciència. Quan inicies el camí cap el vegetarianisme i després l'amplies al veganisme, la teva consciència es va eixamplant. Et vas tornant més sensible cap al patiment dels animals. Prens més consciència de que les teves decisions i els teus actes són importants. T'adones que hi ha coses que són qüestionables, encara que la societat les accepti com a "normals".

- Canvi de manera de comprar. Què promous amb les teves compres? Quan vas a comprar prens decisions molt importants que afecten no sols la teva salut si no també la vida d'altres sers vius. Realitzes les compres en altres tipus de comerços i no de manera compulsiva.

- Decisions més conscients: cada dia prens una decisió. Què promous amb les teves decisions? A partir d'aleshores t'adones que cada decisió compta, cada acte és important. Cada petita acció té repercussions a gran escala.

- Entens el veganisme com a filosofia ètica. El veganisme és més que una manera d'alimentar-te. Comporta una manera d'entendre la vida, una manera de viure i de pensar.

- Evites el sacrifici dolorós e innecessari dels animals. Cada vegada que menges vegà contribueixes a aturar el maltractament, explotació i assassinat d'altres sers vius.

4.Què decideixo?

Evidentment, cada decisió que prens en la teva vida hauria de ser teva, pròpia, personal, sense deixar-te influir, pensada, reflexionada, a consciència, única. Sols teva. No et sentis pressionada per l'opinió de ningú: societat, família, amics, o per aquest llibre.

Jo aquí sols exposo la meva experiència, les meves idees, allò que he investigat, el que penso i sento.

Si busques trobaràs opinions totalment contràries a tot el que hi ha en aquest petit llibre. Tot és rebatible, qüestionable, tot té els seus avantatges i els seus inconvenients.

Investiga i experimenta per tu mateix@. Treu les teves pròpies conclusions i siguis coherent amb elles, integra-les com a part de la teva vida

Jo vaig iniciar el camí cap al veganisme de manera inconscient, quan vaig començar a llegir les etiquetes dels productes amb els que alimentava la meva família.

Al cap d'uns mesos ja el vaig seguir de manera conscient i deliberada perquè vaig pensar que era la millor opció per la salut de la meva família.

Actualment, el continuo seguint de manera encara més conscient i responsable. L'he anat perfilant, ampliant, integrant, a poc a poc.

Sé que encara em queda molt camí per a recórrer. Però la meva decisió és continuar-lo. No és un acte fet a l'atzar. És una acció i un camí estudiat i meditat.

T'animo a que emprenguis aquest camí, que el provis pels teus propis peus. Però si ho fas, fes-ho amb convicció, amb determinació, integrant cada petit pas.

Bibliografia recomanada

Covey, Stephen R. Los 7 hábitos de la gente altamente efectiva. Paidós plural 1997

Hernández Ramos, Felipe Que los alimentos sean tu medicina. RBA bolsillo 2007

Jaramillo, Carlos El milagro metabólico. Diana booket 2022

Martínez, Lucía Vegetarianos con ciencia. Arcopress 2016

Martínez, Lucía Vegetarianos concienciados. Paidós 2018

Dr. Martínez- González ¿Qué comes? Planeta 2020

Román, D. / Vilaplana, E. La dieta ética. Jacaranda 2002

Zaplana, Carla Menja net. Cossetània Edicions 2019

Zaplana, Carla Superfoods. Cossetània Edicions 2016

Zaplana, Carla Sucs Verds. Cossetània Edicions 2015

https://lagarbancitaecologica.org/salud-y-alimentacion/argumentos-veganos/

https://tubionutricion.com/2018/03/10/estamos-los-humanos-disenados-para-comer-carne-dr-milton-mills/

https://www.vidaverde.co/los-humanos-son-animales-herbivoros/

https://qbitacora.wordpress.com/2010/10/01/milton-mills-anatomia-comparada-y-tipo-de-alimentacion/

http://www.veganafeliz.com/piramide-de-alimentos-vegetales/

http://filosofiavegana.blogspot.com/2011/08/situando-una-cuestion-en-sus-justos.html

Altres llibres:

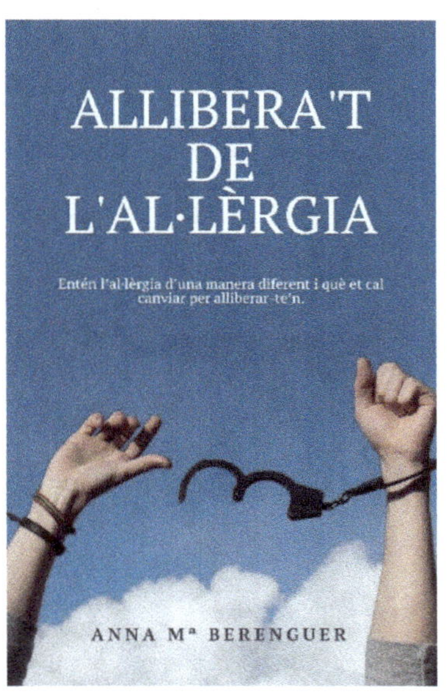

https://www.amazon.es/s?k=allibera%27t+de+l%27al%C2%B7l%C3%A8rgia&crid=5F2QKO4FQJ4P&sprefix=%2Caps%2C96&ref=nb_sb_ss_recent_1_0_recent